NURSING

Word Search Puzzle for student nurses

Volume 1

Issue 2

PHARMACOLOGY

Evelyn Justiniano LPN, GRN

THE TOP 100 MEDICATIONS I

```
D  Q  Y  J  D  N  A  N  X  L  D  I  I  M  R  C  Q
A  T  Z  W  V  U  O  W  P  S  N  E  E  P  Y  U  R
U  K  F  G  V  M  Q  R  A  W  C  F  B  M  G  E  A
Y  Z  Y  E  P  K  T  E  Z  T  I  R  B  A  M  H  K
I  A  M  L  D  J  N  E  F  J  S  A  E  I  C  E  G
J  F  B  W  E  O  N  F  P  L  L  A  C  S  M  A  R
U  I  G  I  X  R  S  B  X  T  U  A  L  Q  T  C  L
Q  P  M  A  L  R  B  W  A  X  D  T  R  U  G  O  R
I  V  P  B  Z  I  G  E  V  E  H  R  N  Q  E  E  R
O  O  R  F  U  O  F  J  N  R  K  E  E  F  B  N  K
C  Q  K  N  E  R  H  Y  F  E  X  L  W  I  C  T  S
O  P  M  A  K  U  C  N  X  I  V  U  D  G  O  D  V
W  J  V  D  E  M  G  Y  U  F  L  Z  Q  F  D  N  W
V  E  D  O  T  S  O  M  Z  L  S  L  Z  L  L  E  D
P  D  S  U  K  S  I  D  R  I  A  V  D  A  E  P  Z
R  G  A  R  I  M  U  H  C  I  C  F  T  V  R  L  F
D  C  H  T  X  H  N  U  E  D  D  W  L  P  X  J  O
```

Abilify	Advair Diskus	Copaxone	Crestor
Cymbalta	Enebrel	Humira	Neulasta
Nexium	Remicade		

THE TOP HUNDRED MEDICATIONS II

```
Y N I I E H L B M T F V C B K H W C C D F W I X
R B B U X H J Z A T S W T U W C O D G L N O F I
F M T V Z U D M O M H A O C R W J U U G W B Q V
D Z M S O I D Y I O I H X H G Y O T I G N E X M
O V N A P P Q J T B R X V H A V I S U E S Q F R
N B R W B U N T N Q Z F I D X C F Y N O R X R L
Q X U O T I D R R J S X A L A M L V M H S E A M
L T D F S Y C E F R S L W S F N Q E L G L A U G
Q O I V V U K T M L I I O V O N P Q G O D S L R
P Y K B H A V K Q M J N L K F R I Y Z D Z A R P
D V O R D Z N A U R E X C U A P U A P O T H P O
G W L Z N X A M S P M E D Z M Y R E S I I E S X
R O S D C B A N R T N D O O P P G E R L Z Q O G
K R Y T Z B I O Q N A L R H I F I A V H W B Z S
F K C A N E P W P A E T H P I H M Y J O G D I S
Q E B H U I T J F M P Y I L Q E L K J B Q O Y I
B U P T O V E U A E R R G N R I C C Q B H A M E
S R C N G V O G C W A R H A C Z D R E G C P O A
X E A Z S D N R T A A N C A O A P J Y O R L B L
N T D A O E E H T S L E O V H N L J G I B G V H
E H B Q S N K I T M T F F R P X J C D N B Z X B
B I V I A Y T I R A I W S K N Y P O I N J U M E
U L U T Y F N C T Q C O N M W G A L S U B Y L G
W M E E N I T E X O L U D X S J R U X T M W I W
```

Adalimumab

Aripiprazole

Duloxetine

Esomeprazole magnesium

Etanercept

Fluticasone Propionate

Glatiramer Acetate

Infliximab

Pegfilgrastin

Rosuvastatin calcium

THE TOP 100 MEDICATIONS III

```
O  K  Y  H  J  T  Q  O  J  C  J  D  N  O  W  B  X
W  O  W  R  U  K  A  K  U  S  A  M  X  V  W  K  F
J  O  Y  M  U  F  I  Q  U  U  N  R  U  D  U  J  D
W  T  M  O  B  Y  E  D  N  I  U  S  E  G  V  T  J
G  S  X  B  X  E  M  J  U  M  V  V  X  G  G  U  L
P  E  Y  X  Y  Y  E  R  T  D  I  R  W  X  S  G  T
G  I  T  Q  A  F  C  W  Q  K  A  M  C  U  E  P  N
Z  A  C  I  R  Y  L  O  H  W  F  D  T  Z  E  P  W
U  C  I  P  O  A  P  R  N  F  R  N  S  J  Y  I  O
W  R  I  L  Q  K  V  N  D  T  A  I  N  S  M  N  U
A  K  A  Y  G  B  P  I  E  L  I  P  T  X  P  L  Q
F  B  C  A  D  Q  Y  T  R  B  X  N  T  U  L  P  I
N  H  G  E  D  D  Q  S  Q  I  R  T  B  O  X  H  M
A  L  P  I  R  T  A  A  F  E  P  D  Q  H  N  A  Z
M  S  M  Y  F  M  B  V  R  J  O  S  B  K  F  D  N
F  P  Q  S  N  L  G  A  N  P  E  N  E  G  O  P  E
J  S  H  L  A  N  T  U  S  S  O  L  O  S  T  A  R
```

Epogen	OxyContin	Lantus	Atripla
Januvia	Lantus Solostar	Lyrica	Avastin
Spiriva	Rituxan		

THE TOP 100 MEDICATIONS IV

```
I N S U L I N G L A R G I N E I N J E C T I O N
F T K U Z A S R K Q Z F C Q E L M G T Z H V Q U
K D W J W U B Q Y D I A R Q C K N I U O Z G I Y
P H N A V R O A E T M E R B Y J O F V Z E C X F
E N E B A T D D M Q J T I C M T K U J N T B N K
Q W B L N W M B R I D S Z F R M F K I O Z K I M
D G T J T C L Z Y P X N T O S P T G C J F I L Q
K F G Z L C M L Z S L U P K U E R H B N V F A P
J O B X J O H E A K V I T B S A L P Q Y N I B P
E F A V I R E N Z F U G G I L M X T M K H M A E
R O F X S L E I S M A F X G R F H P I I Z L G K
S X N T R M L E B D D A N C W H Q L M I T X E H
J Y C V T M P R R H F I B Z R M Q J Z V B L R F
X C T B C I O X U O L B C N H O P I T E E P P R
Z O R V X M I N X U I Y C B U Q G I P B H Z E I
L D V T I L I N S G P L G A D O O O K M K K X A
N O T D F U O N O P G Z E E C I E M K Z Q M F G
R N E J A Y I C B H H N M X X T Y T F S O C Z M
J E B Y B S J G G Q O U S O I L J J A L S S T X
E H O P E T A H P S O H P N I T P I L G A T I S
E C R X Y A E N P Q P J A P M U F F X X F W S N
G L X A W P N F A Z E L E P X Q T U V L S I F K
R F B H O K N C X Z F I Q W Y N H B W C Q N Z W
K R B A M U Z I C A V E B C D Z R Z Z B J H D L
```

Bevacizumab   Efavirenz   Epoetin Alfa   Insulin Glargine

Insulin Glargine injection   Oxycodone HCL   Pregabalin   RItuximab

Sitagliptin Phosphate   Tiotropium Bromide

THE TOP 100 MEDICATIONS V

```
P  G  N  S  I  T  R  E  H  D  H  B  A  G  A  B  P
U  A  I  E  Y  N  V  Á  Y  A  N  S  E  X  B  E  X
Z  H  T  H  U  X  V  R  I  M  E  V  E  L  B  A  Á
N  I  P  O  D  E  Á  I  S  D  V  I  I  A  Á  N  R
P  L  E  H  U  Á  O  I  A  Z  P  Z  P  I  V  T  U
X  I  C  A  L  A  T  D  L  D  Y  Y  Z  T  N  A  G
V  B  R  G  O  N  A  X  M  B  N  U  I  D  B  T  B
G  H  E  Y  E  M  Á  Z  E  T  C  E  P  E  A  N  X
L  U  H  C  S  G  O  E  Y  R  T  U  M  R  Á  Z  I
E  Z  U  I  O  V  N  T  Z  M  B  T  S  A  Á  N  X
E  L  Z  X  M  G  A  I  O  O  R  E  C  O  N  R  V
V  P  B  Y  A  I  V  A  R  U  X  P  L  U  M  D  L
E  I  Y  V  T  H  O  V  V  E  Z  U  Á  E  L  S  R
C  D  T  T  L  U  I  A  D  D  R  X  Y  A  C  T  G
D  P  Á  H  O  U  D  N  Y  P  X  L  Z  V  G  C  P
A  S  C  G  A  A  I  Á  N  X  P  U  B  M  S  O  Z
I  T  T  C  G  T  X  Á  O  U  O  Z  Á  E  A  E  S
```

Celebrex	Diovan	Gleevec	Herceptin
Levemir	Lucentis	Namenda	Truvada
Váyanse	Zetia		

THE TOP 100 MEDICATIONS VI

```
E M Y T O A U L U B V H T D K P F B D E Q J U V
M U Y G E N E T Q N H C K W I M Y V K A K F V R
D C V V Q Z U X B I X O C E L E C I Q L B U A A
Q R L E N R K I L G Z I S N C J T B V Y N M L M
K R A N I B I Z U M A B V L J C U T T J B C S E
D H N J J I Q B F B F S F K W N P C T L U M A R
U S E D F Q Y H Q G A V F X N X J L I P L S R X
B N I N S U L I N D E T E M I R T S V V Q X T Y
D C J O I Z G I J L D K E E T Q D R O F J T A U
Z W R E N Y J I S X S A P B I E D Q E H B J N A
P K E Z E T I M I B E I B K X K J K Y T H W M W
B E H F M G S N T K J A V A M A S C V O I C B C
K C L Q Q A C V L R M B M L P J K F K Z R C F E
U U B E K B M J W U W F Z S Q L R B S G G Q O G
W T V G O S O E Z V E W K O X Y V L S Y E B F F
N L W J A N J U M T I C P J D E R F G M L H W L
M O V I Z Y T P A A H O G J Y Z D Q B S E R D E
L Z X A F S J M D K N J N L R O S X K U D A Q L
D Q E D A O I V I M A T I N I B M E S Y L A T E
J I K R N N Z E T F S S I D L L Q P M X T M R M
W K T E E L T L W K G P N N F H L Z G E X Z V C
E M I T R I C I T A B I N E E R N F H H H G S D
C Z N A A O A N K J L W D X M N R Y K H F M B N
K U Z Q J Y A Y O F N F P X P W D E C F J H K W
```

Insulin Detemir	Memantine	Imatinib Mesylate	Valsartan
Emitricitabine	Ezetimibe	Lisdexamfetamine	Ranibizumab
Trastuzumab	Celecoxib		

THE TOP 100 MEDICATIONS VII

```
T  K  W  B  U  A  K  R  E  H  U  P  X  M  T  V  H
R  B  Y  K  J  F  O  H  M  A  D  Q  I  N  D  S  J
O  A  R  T  U  R  U  T  O  A  Q  I  L  N  V  U  Q
C  Q  S  T  O  M  A  F  L  N  J  E  A  P  U  P  T
I  X  J  G  A  A  N  U  M  E  I  T  K  B  H  D  E
B  X  N  L  B  Q  T  L  Z  N  R  K  I  S  G  J  C
M  C  O  M  W  P  P  M  P  M  Z  A  P  P  Z  D  F
Y  G  T  L  K  J  N  A  I  M  P  T  X  B  V  S  I
S  K  T  P  J  T  R  O  T  L  T  I  N  M  E  N  D
G  E  H  J  N  G  F  M  V  Z  A  B  E  R  H  S  E
X  N  L  X  A  Z  L  F  R  O  Z  L  O  X  I  L  R
T  I  G  I  J  R  M  D  L  D  L  Q  Y  Z  O  R  A
A  N  V  Z  A  L  U  O  E  V  U  O  L  R  W  U  U
O  I  D  L  A  V  O  S  U  E  P  A  G  F  F  H  K
J  P  G  M  O  I  S  Z  L  T  A  G  N  O  C  B  M
E  O  N  M  O  F  Y  X  A  E  N  O  X  O  B  U  S
Z  W  H  F  I  K  R  B  A  K  S  T  O  A  U  T  S
```

Alimta	Humalog	NovoLog	Seroquel XR
Sovaldi	Suboxone	Symbicort	Tecfidera
Viagra	Xarelto		

THE TOP 100 MEDICATIONS VIII

```
Q L W F Z P H B B F F C L C E J R R O M S J V Q
J P C W P R Q A Z V E E C D M N O Y T U U P F U
I Z X H M R U E P F V M I A I U L M Y W J P W E
N A X Q E K J N Y X I N V Y D E H Q T R T A G T
S E E D D N O D M P O E C J U J U T N P M O L I
U H E I B Q I G U S F V P M M M P E T V L P C A
L T T Q N G B X E V J S O R Z V G B B D I C B P
I K A M S S A D O K G K C M E W P U E R F L E I
N E R X O U U T F L H R L P P F A K Q F N T K N
A R A P F B J L B V A Z W R H M H O T V A F M E
S V M V O P L U I M C N R T D B N L H R B J Q F
P B U S S E K G Q N S C H O E C J A T W A U S U
A K F M B M B W J K L O B T R B D I W K X R M M
R U L X U E V S M M C I P F A I C H A Q O V M A
T J Y J V T L K W U K M S L W L V V M E R F F R
I T H Q I R R P B C R C G P I A K A T Q A V F A
N K T I R E M B Y N G F X F R O A P O R V L F T
J J E R T X O H R U F G A Q Z O L Z Z K I U Q E
E W M H H E K M Z H E N I Z T S R G K M R M O E
C L I G F D N C S C E Y D J G R D A J B M Y I R
T J D F E X K U L D X G T N P E I R W E U A R K
I T I P P F W G L F O F U B J M Y S Q N U P G Q
O A W J Z R V I M P H E B C V Y J B U U S W U A
N G G W J D S B R M G U D G C Q E C O R Y W W Y
```

Pemetrexed	Rivaroxaban Film	Naloxine HCL	Sofosbuvir
Budesonide	Sildenafil Citrate	Quetiapine Fumarate ER	Insulin Lispro
Dimethyl Fumarate	Insulin Aspart Injection		

THE TOP 100 MEDICATIONS IX

```
P Z N G T N I G G P I E X Q C Z E R Y J F M X J
Y H O I F A M L I U N T A L K L T D S M D J F Q
O O A U G M H M F S Q I S Y O S S E R T N E S I
R Z Z Z C G I X C Z I R T S N W S G U M V E J I
C B E A U F O H B N G C H T H E P T M A Z T A A
H C Y P R E Z I S T A O J O A I L P Z J E A S H
D D C E G I A O L F G R A G E S D I N N P N N B
V Z G J Y M G E O N F P B L W Y B S G I D O I H
B B S A B O N Z C F T R I N L E A B F C G I I R
T G U V H T X E L T A X D G L N Y C J G M P G B
S G B O I Y N P S V P C M L H X R H S I U O H N
R Q I S E C K R O B X S H M I A S O L D M R M Y
A U D G H D T N A P Z S I R F I Z H R B K P O F
F N D F O Y E O G Z I V C Q L I C P J O Z E I I
O Z P P O X J W Z P V T K A S N B A Q I L N M S
N J N Y E Y O S R A T S I Z H Z P W Y M K O V H
S E S A T B T K J M T C I Y G T C B D G G S B R
I A P R S E N Z Z L T Q G E U H S B N L S A I E
W T Y M L O W N T L R G V P X U Z A J D C C I C
F Y P A A M N P C E S Q V D M K Y X T H K U G I
T A R U N K N E C B O L L Q D V Q T O M Z L K Z
B A K T Q R N D X C E K T C D D O Y B C W F B V
P I D I R A G C V N Q Q I D S B R N O A W J T X
V F O Q R Q G M Q Q S E U E L G U I O I V U H Y
```

Avonex	Cialis	Flucasone Propionate	Gilenya
Isentress	Nasonex	Prezista	Procrit
Stelara	Victoza		

THE TOP 100 MEDICATIONS X

```
A O F K R A M O M E T A S O N E F U R O A T E S
F S 1 S F F E D S C C 1 D K S E P R A B E B P M
K L A C T R O P C V K R R P 1 T F U B P K F O U
D D U R C L D G O A I 1 1 G C 1 T C A 1 M R R O
K E U T C P R D G E I S L R E C R U L S R P D N
P O G F I I T D A T T C G V G G C S E B A A N B
V P L T A C D E R P D I N T K A M F V L D T D U
U A D L E 1 A I F F P N N A R V I 1 N R I L K L
D U S 1 O D V S D D S R P A V I E I B O R T G U
O C A C E A T B O T K P K D L V N T P I C G K P
T S M F N T A U O N G U B O I F E L V K N T G N
M G S U L C D B N V E U F M C C A A D I S D K T
C O R S C 1 A L O C L P M E R B R V L D O T E R
V A G F S D L T O G K S R M D G I D A M N K F E
D T C M A I A T M G K G F O E I A A I C F P N E
E A S R A B F L A P N A G T P F T L K T D N A N
E A 1 C T G I L V T R N L N G I O U C 1 N A D M
E M B P C V L O L B N A C D L G O 1 L L T C C A
1 F E G T C D A I B R O O R N R P N C G P D P D
V E V G N E U B T P C C L I B 1 O C A P A O O F
I B U S E F D N D I K D F C E N P U B T U R F N
V M S K F V F F K B A M U N I K E T S U E L I M
C E F A K L C C F T 1 1 I E V U T K M T R C V L
R E L K G B 1 A T E B N O R E F R E T N I B O R
```

Darunavir	Epoetin Alfa	Fingolimod	Fluticasone Propionate
Interferon beta 1b	Liraglutide	Mometasone Furoate	Raltegravir
Tadalafil	Ustekinumab		

THE TOP 100 MEDICATIONS XI

```
V O Z Z T J A F R D Y L X I Q G W
L S M A V D O T R E N V E L A M I
B C T M M F N N S S U M G B U M M
S P V Z N F K Z O E T V S Q F R N
K Y M F O Y O G H T N Q I I U E O
R Y N G O L A M U H A U X I G G C
A R Z T A E W E R F L U L O W I A
Y H S R H Y P W B R I L P P U S Y
A P E N B Y B U Z T X U Q H O C E
T E D I G Z R O L S E T J M M D C
A C T S F J B O Q N D P A V F F V
Z H Y M E T H J I H S C N W R O I
A I C N E R O Z R D P N U X A S I
N J V E S I C A R E V K M T H G W
D C G N Q U X S E K P O E B U C M
L O C M A T C N S A E C T P N L P
B C M P T W K C D M N J F U N M Z
```

Synthyroid   Rayataz   Neupogen   Humalog

Janumet   Lunesta   Vesicare   Dexilant

Orencia   Renvela

THE TOP 100 MEDICATIONS XII

```
F X H U M W M C G G P T K K P O Z Z W A V F R X
L R A T A Z A N A V I R S U L F A T E G J U Z B
X E H X R V Q S G R Q B H W X D D C Q L M D H K
A Q V W Q E N O R P M S B C F E L L W N Y U X K
H X R O Z H T E Z E X R F P X Q P C I Z I F D Y
G K E S T Z R W C J S Z S L E P U H U L Z I U F
F R K G G H I B S L J Z A V J B P K N V N X Y B
I I T U H B Y X V V B N O V V N H F U O P A C O
X P B Z L G V R H N S Q B P Q N I S C H V V V F
J O P Y J D Y X O O V N D Q I L Q L J F S P Y T
M T D B C M Z I P X H O X J G C N N B A K W A I
T O N G H B L R O S I Y J R Y F L C B B X S F Y
V D F Y U F A J E D P N A G Q B Z O K N K T V Q
C N H D E Z H V B O O S E W Y U V D N T J P K V
H T I I O I E G Q J T C I S J O K L W E W X M H
W U L L E L D K S I A S P N O K U X V V A D X O
Z P E R A U G P M H D N D O I D C B L B K D Q S
M A Y M T P E C A T A B A W H F I P C T E J I L
T S E I N S U L I N L I S P R O X U Q K T M N D
P R S N G C F P Z X S Z Z E U Z Z I M G E M B H
Y E T A N I C C U S N I C A N E F I L O S T V X
K E E V K N C D S I D Q N C B G N Q A G B K W Z
S I T A G L I P T I N M E T F O R M I N H C L W
R F X P T B N W Y J T L A O S U I A I H X W V J
```

Abatacept

Atazanavir Sulfate

Dexlansoprazole

Eszopiclone

Filgrastim

Insulin Lispro

Levothyroxine Sodium

Sevelamer

Sitagliptin Metformin HCL

Solifenacin Succinate

THE TOP 100 MEDICATIONS XIII

```
P R T O N C C T 3 T X B A M U S O N E D B C E L
F A E I M G S F S F S D C L X I C 3 T A E 1 I D
S D M E B U A 3 D A G B B R F E 1 U S I 3 1 T A
Z M L A T F L E T Z U T G M S L B U E O S N E B
3 1 T I B A 3 N Z X X T S U A M R O M B G I F I
A R 3 S M G T P D O Z R P C E 1 R M C E N C T G
1 B R D 1 O L I I 1 X U C 1 X B 3 A B P I O R A
D M I O 3 I X D M M S O N D S T P B D N L 1 S T
T E 1 R 1 I U O N L C P I D O P 3 U A M B S L R
Z I C F A B L G D O A X P F T 1 R C 1 R O F 3 A
B S E O X T P O M E M P E C L N A X F D X A Z N
M R T F D G E U 3 T M N E M T L O O 3 N 1 Z E E
3 1 X U M D E R D D Z N E N C X B P R I F 3 O T
Z G P D Z N E E O C D N A E O 3 G X O N 1 3 M E
E E I R P T M A N N B R T T E D F D B L G O P X
O M A L I Z U M A B E O R I R P I L D M N F O I
F T A F 1 R M E C M S A B R L A B R E A O R X L
E 3 C 3 O M Z E M 3 M R C U R O S 1 E X R B D A
3 A 1 A T E B N O R E F R E T N I E U P N U E T
1 N 1 C I I G G I O F L P T T C P L M S I R G E
P N T P O P B P R F E D Z N B A 3 C D L T L F B
I A P P T B 3 Z G N D Z L O F U T F N L O D A D
A O T R S A A O 3 U A S D P I S L E O M D D B P
E B I M I T E Z E B G Z C A E O L P B 3 A X B C
```

Abiraterone Acetate

Cinacalcet

Dabigatran Etexilate

Denosumab

Ezetimibe

Interferon beta 1a

Olmesartan Medoxomil

Omalizumab

Paliperidone Palmitate ER

Pneumococcal 13

THE TOP 100 MEDICATIONS XIV

```
I  L  Z  G  X  U  3  R  Y  U  X  G  1  L  O  P  P
X  B  R  B  T  O  V  C  S  U  3  S  B  L  L  L  E
U  A  R  T  X  Z  L  1  V  R  P  R  A  D  E  X  A
Z  I  S  C  O  E  L  A  A  R  A  V  1  B  O  X  G
Y  Y  N  C  D  N  N  C  I  N  A  R  B  X  R  E  D
T  B  I  V  U  O  I  O  S  R  N  P  I  G  X  S  B
I  I  G  L  E  N  3  R  V  X  I  T  I  N  C  3  Y
G  A  B  C  E  G  U  R  G  A  R  1  U  S  1  N  X
A  1  P  B  C  A  A  G  B  X  O  C  1  R  N  T  V
Z  G  1  V  T  P  C  S  G  1  T  T  A  I  Z  E  N
I  Y  C  A  T  V  L  E  U  1  Y  N  S  G  U  D  S
O  A  T  E  T  L  V  R  R  S  V  N  I  B  O  G  D
T  3  C  A  O  A  E  B  C  E  T  S  D  U  I  A  B
Z  3  C  G  I  A  R  D  R  R  U  E  3  I  T  N  V
I  I  U  A  N  O  O  P  T  G  N  X  N  V  X  L  T
I  E  S  E  A  S  E  I  D  I  Y  L  I  N  I  U  U
P  V  R  V  1  Z  P  A  Y  L  I  L  G  P  A  N  O
```

Sensipar   Vytorin   Avonex   Xolair

Benicar   Pradexa   Prevnar 13   Xgeva

Invega Sustenna   Zytiga

THE TOP 100 MEDICATIONS XV

```
Q  A  T  S  I  V  E  H  C  C  U  O  A  S  B  A  B
K  N  B  A  F  H  N  I  L  O  T  N  E  V  U  V  A
F  G  J  E  T  P  N  Q  K  Y  X  O  S  R  F  U  A
D  O  P  J  T  O  S  T  G  E  R  X  G  I  E  C  T
R  U  V  F  P  A  W  T  L  G  N  I  A  C  O  P  Q
S  C  C  V  P  W  S  O  R  U  X  C  N  M  A  A  T
X  Q  V  B  D  S  D  E  Z  I  Y  R  B  S  X  F  I
M  Q  L  A  J  A  E  V  R  Y  B  I  S  F  E  I  Y
I  J  C  W  W  U  K  N  H  O  V  I  J  A  H  N  S
C  I  L  O  T  S  Y  B  A  E  N  K  L  L  U  I  J
V  F  M  J  I  N  M  U  N  R  H  C  E  D  G  T  P
U  V  Z  O  I  F  V  T  K  E  A  Z  E  A  A  O  N
K  A  J  D  A  U  Q  G  C  W  A  N  N  E  K  R  R
P  A  U  W  W  I  E  P  F  T  O  Y  G  B  N  P  T
R  F  J  L  C  P  W  T  J  J  S  P  P  B  O  T  Z
Y  Q  X  L  F  D  F  C  L  S  K  L  G  X  F  O  N
N  V  R  M  U  F  P  F  Q  B  C  Y  O  W  Y  D  W
```

Afinitor	Aranesp	Betaseron	Bystolic
Combivent	Evista	Stribild	Synagis
Ventolin HFA	Xeloda		

THE TOP 100 MEDICATIONS XVI

```
G B A A U T S N T S V I C R T T U G I B O B A R
Y H X R L R Y H G B Y H G L P E W N D Q Z F Y Q
B H Y D T B Z M X X Y W Y K N O M R D G X I X Y
N X Y S V G U G F E X T D I S K B I O F Q N W J
E F P D G Y L T N Z G H B K Y Q W G F E W J C Z
B N E F F V Z E E H J A D W T T W L Q A I I Y S
I I G L A C F E B R T N W D A R B E P O E T I N
V Z P G H I K M W I O B X D A H J I B U U W D D
O L Z R X G W D C K A L E G P A F S M D N O M O
L P Z O A N T E P M J B S U W C L Z T D Z Y Z C
O E L J R T P C U J K X X U R D M D A P X Y R N
L A E P G A R Z C N S P B M L Z L Z S Z S I W Z
R O R E C D I O V F C U I U U F T E H C F Z W C
B H V K N V A O P B B J M W M P A T Z I C S G A
H Y V Y I L U C T I J W F I H H N T M F E U C E
U P L L T C Z C C K U H F H L G R Y E X N Y D B
X U A L E Q C X Q P O M T X O O E O X N I X F J
R P J C I J G L T M P Z B S T U R F G V U R C H
K G Z B D L R C I D L Z F R J W Q E A C I V N G
Y Q P J R T B J J X N G Y N O T S F V X C D J U
W E L V I T E G R A V I T G P M X O U E S T P Z
H E V K R A I I R D P Z G N W H I D F Y L I R I
J L M K Q N A W L O J Q F F G J O D K J L V K B
L W N V P C Y J B T U T O P E Q U R E B J L A J
```

Albuterol Sulfate   Capecitabine   Darbepoetin   Elvitegravit

Everolimus   Ipratropium Bromide   Nebivolol   Palivizumab

Raloxifene

THE TOP 100 MEDICATIONS XVII

```
X E L T V E C L Q E K Z I A T E L X F X X P A O
D L J K M F H X H C N R L D Z L R K I K Y Q W L
X E C C C J Q X X P F I T U N X X J A U O I O K
A Z X W G O T J B D I L B T E A I E K A A E L R
I M V M B G F E I D W R J A A H B T O P E B M F
O K T T E B E P S A L D J R T A I V D N N X E E
E C K A D T E R D B O M N B L I K S I Q V G S C
E W T D N K H N H G Y L R J N N C C H U A P A R
Z A K R U M L Y Q Y A B R S P Z C I J R N E R A
Q L V O E T H E L P B D C A V A E M R A S N T W
S I N X T O U K O P G T R F V K F E P T Z F A S
S N C T B Y T B G S H X J T U E N R S Z I D N H
N E E D U U A I G H T E N X X H C N M Y V M M I
Q Z T J A I A O D K B A N M G B Z N E Z K F E J
D O U D A Z V V K E N L P I R M X I X E I N D R
S L X O L D Q H O I A Z R F D W R M D K J L O N
W I I F O D M Z B A N C Y N A A J P X V O W X E
M D M U I A X M R E E K E M E J T S J V H D O B
F A A K M A O D C E D W K T V V S E A A P I M K
V N B D C C C O K E F Z H H A A O D H G D W I C
J X I U E S S G O Z B M D H H T Q F R C I Q L L
K M C R W Z M C E X C M X P X K E J D M L U M G
Q T W L S T B T A X J S U X W C C R M Z O K J T
E F F E P E H X J R E U C X L Z A Q T V W G J L
```

Cetuximab	Dexmethylphenidate HCL	Emitricitabine	Linezolid
Octreotide Acetate	Olmesartan Medoxomil	Recombinant Vaccine	

THE TOP 100 MEDICATIONS XVIII

```
X  A  V  B  M  H  N  V  T  L  A  K  L  H  X  L  O
H  M  I  Q  C  X  Z  K  P  Q  Z  L  N  J  W  S  U
L  S  D  E  X  S  V  Z  F  Y  I  C  V  J  P  D  O
Z  P  Z  K  G  Z  A  H  V  U  O  T  X  U  S  K  X
V  B  C  U  A  P  L  O  U  M  Q  X  S  A  X  S  E
I  Z  S  X  C  A  S  S  P  U  S  N  N  I  D  U  V
F  T  B  V  Q  N  F  L  P  Y  O  D  K  S  R  G  A
Q  B  X  E  R  H  E  K  K  A  O  A  U  F  A  P  T
Y  V  H  U  N  R  G  M  P  S  A  D  Z  R  W  R  S
G  B  O  X  A  I  Z  Z  T  R  V  C  D  S  V  X  O
C  U  A  T  Y  K  C  A  P  Z  N  A  S  C  N  A  Z
P  E  S  L  G  W  T  A  G  T  S  R  K  L  S  L  M
B  P  I  O  V  I  C  T  R  I  P  Q  E  L  V  J  Z
V  A  I  Q  N  J  E  O  L  H  E  R  B  I  T  U  X
B  N  G  L  W  X  H  A  E  F  C  W  V  F  C  H  D
G  U  A  B  D  I  K  Q  O  H  H  T  U  B  R  Z  U
X  R  Z  H  T  X  X  W  W  H  F  X  L  U  J  W  L
```

Benicar HCT   Complera   Erbitux   Gardasil

Pristiq   Sandostatin LAR   Zostavex   Zyvos

THE TOP 100 MEDICATIONS XIX

```
R  A  A  I  J  V  W  Q  J  D  O  I  K  Y  W  Q  J
G  I  S  T  R  A  T  T  E  R  A  J  O  A  X  Q  S
C  W  Y  N  P  L  T  O  G  C  E  E  U  G  Y  J  Z
P  B  V  M  A  W  P  Q  V  D  Q  R  R  P  V  C  Z
M  X  Y  T  V  F  T  Z  A  U  I  U  X  I  N  D  K
S  U  U  A  W  E  L  C  H  O  L  F  R  I  V  J  C
Q  D  A  V  Z  Q  L  T  M  I  P  D  C  Z  V  N  Z
A  R  V  E  B  E  Y  L  H  H  U  I  X  G  H  P  S
A  E  T  C  V  J  H  W  B  C  B  H  R  T  N  Z  T
V  V  N  R  N  H  U  U  T  U  P  R  W  X  A  R  B
R  F  I  A  S  P  R  Y  C  E  R  R  Y  H  E  N  J
H  B  L  T  G  E  P  D  K  Q  A  U  I  A  N  L  R
K  F  B  N  U  V  A  R  I  N  G  T  N  S  W  G  X
I  X  Q  W  N  U  S  O  W  L  Z  D  R  A  T  E  N
Q  M  Q  S  Q  S  K  Y  E  V  A  U  Z  G  T  I  X
K  V  P  L  L  Z  Q  L  J  K  C  U  N  E  K  F  Q
L  A  Q  N  C  U  R  D  C  E  U  V  B  B  H  F  A
```

Sprycer	Welchol	Viread	Latuda
Pristiq	Nuvaring	Velcade	Strattera
Cubicin	Tarceva	Treanda	

THE TOP 100 MEDICATIONS XX

```
T  E  N  O  F  O  V  I  R  D  I  S  O  P  R  O  X  I  L  T  D  F  F  B
K  C  S  H  B  W  E  N  H  J  M  U  E  L  A  Z  Z  T  E  Q  E  Q  N  R
D  H  N  V  I  D  D  D  A  P  T  O  M  Y  C  I  N  R  X  W  Q  P  N  Q
A  S  X  M  I  I  M  M  E  Q  U  L  G  P  I  S  L  N  B  E  G  F  A  A
P  C  O  L  E  S  E  V  E  L  A  M  H  C  L  O  G  H  I  B  G  F  T  L
N  K  Y  I  W  C  D  M  N  D  V  W  R  K  T  X  Y  B  W  U  L  O  Y  G
E  N  J  T  H  J  Z  L  L  Q  G  I  T  I  U  Z  E  B  W  R  M  F  F  S
G  L  S  R  D  K  T  F  R  C  S  R  N  A  X  L  P  C  C  O  E  Y  E  V
L  B  V  Z  D  A  V  U  E  X  D  I  E  Z  J  Q  A  T  X  E  D  V  U  Z
C  F  M  Z  L  Q  S  J  N  O  B  J  T  W  C  B  P  E  N  E  J  J  T  C
H  B  Y  L  B  M  W  A  I  W  C  L  W  Y  O  X  T  J  S  Y  N  J  S  B
E  E  W  J  J  S  A  U  T  L  N  K  Q  A  A  I  T  V  L  K  E  W  N  F
N  P  V  S  U  X  F  S  S  I  N  E  M  E  N  C  E  U  M  F  E  S  N  Q
O  O  J  E  D  O  K  Z  U  F  N  G  T  E  B  N  R  V  L  E  P  X  B  V
D  I  Y  B  P  B  B  T  M  K  J  I  H  O  L  O  I  M  E  E  O  I  B  M
I  C  N  N  M  J  T  C  A  T  J  C  B  A  N  V  R  K  J  M  S  A  O  Y
S  T  Y  P  R  Y  I  V  D  V  L  M  F  B  Q  O  T  T  G  F  U  E  A  K
A  Y  I  M  N  J  V  N  N  C  O  A  A  Q  A  L  G  A  E  P  O  T  J  T
R  W  U  K  T  X  A  E  E  D  X  A  J  O  N  N  Y  E  J  Z  Q  A  W  O
U  F  F  A  S  K  J  K  B  I  B  G  P  Y  V  B  Z  K  S  N  O  Q  W  M
L  Y  I  M  U  K  S  W  N  O  I  O  G  N  D  F  K  T  M  T  E  M  R  P
Y  S  N  C  S  I  X  E  W  M  P  P  M  D  L  V  P  P  X  O  R  W  I  P
B  L  Y  X  N  J  E  N  Z  S  R  W  X  I  C  V  O  B  Y  C  H  E  O  B
I  C  F  I  M  R  M  J  N  M  K  S  A  I  I  H  M  B  C  J  R  U  L  S
```

Atomoxetine HCL	Bendamustine	Bortezomib	Colesevelam HCL
Daptomycin	Dasatinib	Desvenlafaxine ER	Erlotinib
Etonogestrel	Lurasidone HCL	Tenofovir Disoproxil TDF	

NURSING
Word Search Puzzle for student nurses
Volume 1
Issue 2

Answer key

THE TOP 100 MEDICATIONS I

```
D  Q  Y  J  D  N  A  N  X  L  D  I  I  M  R  C  Q
A  T  Z  W  V  U  O  W  P  S  N  E  E  P  Y  U  R
U  K  F  G  V  M  Q  R  A  W  C  F  B  M  G  E  A
Y  Z  Y  E  P  K  T  E  Z  T  I  R  B  A  M  H  K
I  A  M  L  D  J  N  E  F  J  S  A  E  I  C  E  G
J  F  B  W  E  O  N  F  P  L  L  A  C  S  M  A  R
U  I  G  I  X  R  S  B  X  T  U  A  L  Q  T  C  L
Q  P  M  A  L  R  B  W  A  X  D  T  R  U  G  O  R
I  V  P  B  Z  I  G  E  V  E  H  R  N  Q  E  E  R
O  O  R  F  U  O  F  J  N  R  K  E  E  F  B  N  K
C  Q  K  N  E  R  H  Y  F  E  X  L  W  I  C  T  S
O  P  M  A  K  U  C  N  X  I  V  U  D  G  O  D  V
W  J  V  D  E  M  G  Y  U  F  L  Z  Q  F  A  N  W
V  E  D  O  T  S  O  M  Z  L  S  L  Z  L  L  E  D
P  D  S  U  K  S  I  D  R  I  A  V  D  A  E  P  Z
R  G  A  R  I  M  U  H  C  I  C  F  T  V  R  L  F
D  C  H  T  X  H  N  U  E  D  D  W  L  P  X  J  O
```

Abilify   Advair Diskus   Copaxone   Crestor

Cymbalta   Enebrel   Humira   Neulasta

Nexium   Remicade

THE TOP HUNDRED MEDICATIONS II

```
Y  N  I  I  E  H  L  B  M  T  F  V  C  B  K  H  W  C  C  D  F  W  I  X
R  B  B  U  X  H  J  Z  A  T  S  W  T  U  W  C  O  D  G  L  N  O  F  I
F  M  T  V  Z  U  D  M  O  M  H  A  O  C  R  W  J  U  U  G  W  B  Q  V
D  Z  M  S  O  I  D  Y  I  O  I  H  X  H  G  Y  O  T  I  G  N  E  X  M
O  V  N  A  P  P  Q  J  T  B  R  X  V  H  A  V  I  S  U  E  S  Q  F  R
N  B  R  W  B  U  N  T  N  Q  Z  F  I  D  X  C  F  Y  N  O  R  X  R  L
Q  X  U  O  T  I  D  R  R  J  S  X  A  L  A  M  L  V  M  H  S  E  A  M
L  T  D  F  S  Y  C  E  F  R  S  L  W  S  F  N  Q  E  L  G  L  A  U  G
Q  O  I  V  V  U  K  T  M  L  I  I  O  V  O  N  P  Q  G  O  D  S  L  R
P  Y  K  B  H  A  V  K  Q  M  J  N  L  K  F  R  I  Y  Z  D  Z  A  R  P
D  V  O  R  D  Z  N  A  U  R  E  X  C  U  A  P  U  A  P  O  T  H  P  O
G  W  L  Z  N  X  A  M  S  P  M  E  D  Z  M  Y  R  E  S  I  I  E  S  X
R  O  S  D  C  B  A  N  R  T  N  D  O  O  P  P  G  E  R  L  Z  Q  O  G
K  R  Y  T  Z  B  I  O  Q  N  A  L  R  H  I  F  I  A  V  H  W  B  Z  S
F  K  C  A  N  E  P  W  P  A  E  T  H  P  I  H  M  Y  J  O  G  D  I  S
Q  E  B  H  U  I  T  J  F  M  P  Y  I  L  Q  E  L  K  J  B  Q  O  Y  I
B  U  P  T  O  V  E  U  A  E  R  R  G  N  R  I  C  C  Q  B  H  A  M  E
S  R  C  N  G  V  O  G  C  W  A  R  H  A  C  Z  D  R  E  G  C  P  O  A
X  E  A  Z  S  D  N  R  T  A  A  N  C  A  O  A  P  J  Y  O  R  L  B  L
N  T  D  A  O  E  E  H  T  S  L  E  O  V  H  N  L  J  G  I  B  G  V  H
E  H  B  Q  S  N  K  I  T  M  T  F  F  R  P  X  J  C  D  N  B  Z  X  B
B  I  V  I  A  Y  T  I  R  A  I  W  S  K  N  Y  P  O  I  N  J  U  M  E
U  L  U  T  Y  F  N  C  T  Q  C  O  N  M  W  G  A  L  S  U  B  Y  L  G
W  M  E  E  N  I  T  E  X  O  L  U  D  X  S  J  R  U  X  T  M  W  I  W
```

Adalimumab	Aripiprazole	Duloxetine	Esomeprazole magnesium
Etanercept	Fluticasone Propionate	Glatiramer Acetate	Infliximab
Pegfilgrastin	Rosuvastatin calcium		

THE TOP 100 MEDICATIONS III

```
O  K  Y  H  J  T  Q  O  J  C  J  D  N  O  W  B  X
W  O  W  R  U  K  A  K  U  S  A  M  X  V  W  K  F
J  O  Y  M  U  F  I  Q  U  U  N  R  U  D  U  J  D
W  T  M  O  B  Y  E  D  N  I  U  S  E  G  V  T  J
G  S  X  B  X  E  M  J  U  M  V  V  X  G  G  U  L
P  E  Y  X  Y  Y  E  R  T  D  I  R  W  X  S  G  T
G  I  T  Q  A  F  C  W  Q  K  A  M  C  U  E  P  N
Z  A  C  I  R  Y  L  O  H  W  F  D  T  Z  E  P  W
U  C  I  P  O  A  P  R  N  F  R  N  S  J  Y  I  O
W  R  I  L  Q  K  V  N  D  T  A  I  N  S  M  N  U
A  K  A  Y  G  B  P  I  E  L  I  P  T  X  P  L  Q
F  B  C  A  D  Q  Y  T  R  B  X  N  T  U  L  P  I
N  H  G  E  D  D  Q  S  Q  I  R  T  B  O  X  H  M
A  L  P  I  R  T  A  A  F  E  P  D  Q  H  N  A  Z
M  S  M  Y  F  M  B  V  R  J  O  S  B  K  F  D  N
F  P  Q  S  N  L  G  A  N  P  E  N  E  G  O  P  E
J  S  H  L  A  N  T  U  S  S  O  L  O  S  T  A  R
```

Epogen   OxyContin   Lantus   Atripla

Januvia   Lantus Solostar Lyrica   Avastin

Spiriva   Rituxan

THE TOP 100 MEDICATIONS IV

```
I N S U L I N G L A R G I N E I N J E C T I O N
F T K U Z A S R K Q Z F C Q E L M G T Z H V Q U
K D W J W U B Q Y D I A R Q C K N I U O Z G I Y
P H N A V R O A E T M E R B Y J O F V Z E C X F
E N E B A T D D M Q J T I C M T K U J N T B N K
Q W B L N W M B R I D S Z F R M F K I O Z K I M
D G T J T C L Z Y P X N T O S P T G C J F I L Q
K F G Z L C M L Z S L U P K U E R H B N V F A Q
J O B X J O H E A K V I T B S A L P Q Y N I B P
E F A V I R E N Z F U G G I L M X T M K H M A E
R O F X S L E I S M A F X G R F H P I I Z L G K
S X N T R M L E B D D A N C W H Q L M I T X E H
J Y C V T M P R R H F I B Z R M Q J Z V B L R F
X C T B C I O X U O L B C N H O P I T E E P P R
Z O R V X M I N X U I Y C B U Q G I P B H Z E I
L D V T I L I N S G P L G A D O O O K M K K X A
N O T D F U O N O P G Z E E C I E M K Z Q M F G
R N E J A Y I C B H H N M X X T Y T F S O C Z M
J E B Y B S J G G Q O U S O I L J J A L S S T X
E H O P E T A H P S O H P N I T P I L G A T I S
E C R X Y A E N P Q P J A P M U F F X X F W S N
G L X A W P N F A Z E L E P X Q T U V L S I F K
R F B H O K N C X Z F I Q W Y N H B W C Q N Z W
K R B A M U Z I C A V E B C D Z R Z Z B J H D L
```

Bevacizumab

Efavirenz

Epoetin Alfa

Insulin Glargine

Insulin Glargine injection

Oxycodone HCL

Pregabalin

RItuximab

Sitagliptin Phosphate

Tiotropium Bromide

THE TOP 100 MEDICATIONS V

```
P  G  N  S  I  T  R  E  H  D  H  B  A  G  A  B  P
U  A  I  E  Y  N  V  Á  Y  A  N  S  E  X  B  E  X
Z  H  T  H  U  X  V  R  I  M  E  V  E  L  B  A  Á
N  I  P  O  D  E  Á  I  S  D  V  I  I  A  Á  N  R
P  L  E  H  U  Á  O  I  A  Z  P  Z  P  I  V  T  U
X  I  C  A  L  A  T  D  L  D  Y  Y  Z  T  N  A  G
V  B  R  G  O  N  A  X  M  B  N  U  I  D  B  T  B
G  H  E  Y  E  M  Á  Z  E  T  C  E  P  E  A  N  X
L  U  H  C  S  G  O  E  Y  R  T  U  M  R  Á  Z  I
E  Z  U  I  O  V  N  T  Z  M  B  T  S  A  Á  N  X
E  L  Z  X  M  G  A  I  O  O  R  E  C  O  N  R  V
V  P  B  Y  A  I  V  A  R  U  X  P  L  U  M  D  L
E  I  Y  V  T  H  O  V  E  Z  U  Á  E  L  S  R
C  D  T  T  L  U  I  A  D  D  R  X  Y  A  C  T  G
D  P  Á  H  O  U  D  N  Y  P  X  L  Z  V  G  C  P
A  S  C  G  A  A  I  Á  N  X  P  U  B  M  S  O  Z
I  T  T  C  G  T  X  Á  O  U  O  Z  Á  E  A  E  S
```

Celebrex	Diovan	Gleevec	Herceptin
Levemir	Lucentis	Namenda	Truvada
Váyanse	Zetia		

THE TOP 100 MEDICATIONS VI

```
E  M  Y  T  O  A  U  L  U  B  V  H  T  D  K  P  F  F  B  D  E  Q  J  U  V
M  U  Y  G  E  N  E  T  Q  N  H  C  K  W  I  M  Y  V  K  A  K  F  V  R
D  C  V  V  Q  Z  U  X  B  I  X  O  C  E  L  E  C  I  Q  L  B  U  A  A
Q  R  L  E  N  R  K  I  L  G  Z  I  S  N  C  J  T  B  V  Y  N  M  L  M
K  R  A  N  I  B  I  Z  U  M  A  B  V  L  J  C  U  T  T  J  B  C  S  E
D  H  N  J  J  I  Q  B  F  B  F  S  F  K  W  N  P  C  T  L  U  M  A  R
U  S  E  D  F  Q  Y  H  Q  G  A  V  F  X  N  X  J  L  I  P  L  S  R  X
B  N  I  N  S  U  L  I  N  D  E  T  E  M  I  R  T  S  V  V  Q  X  T  Y
D  C  J  O  I  Z  G  I  J  L  D  K  E  E  T  Q  D  R  O  F  J  T  A  U
Z  W  R  E  N  Y  J  I  S  X  S  A  P  B  I  E  D  Q  E  H  B  J  N  A
P  K  E  Z  E  T  I  M  I  B  E  I  B  K  X  K  J  K  Y  T  H  W  M  W
B  E  H  F  M  G  S  N  T  K  J  A  V  A  M  A  S  C  V  O  I  C  B  C
K  C  L  Q  Q  A  C  V  L  R  M  B  M  L  P  J  K  F  K  Z  R  C  F  E
U  U  B  E  K  B  M  J  W  U  W  F  Z  S  Q  L  R  B  S  G  G  Q  O  G
W  T  V  G  O  S  O  E  Z  V  E  W  K  O  X  Y  V  L  S  Y  E  B  F  F
N  L  W  J  A  N  J  U  M  T  I  C  P  J  D  E  R  F  G  M  L  H  W  L
M  O  V  I  Z  Y  T  P  A  A  H  O  G  J  Y  Z  D  Q  B  S  E  R  D  E
L  Z  X  A  F  S  J  M  D  K  N  J  N  L  R  O  S  X  K  U  D  A  Q  L
D  Q  E  D  A  O  I  V  I  M  A  T  I  N  I  B  M  E  S  Y  L  A  T  E
J  I  K  R  N  N  Z  E  T  F  S  S  I  D  L  L  Q  P  M  X  T  M  R  M
W  K  T  E  E  L  T  L  W  K  G  P  N  N  F  H  L  Z  G  E  X  Z  V  C
E  M  I  T  R  I  C  I  T  A  B  I  N  E  E  R  N  F  H  H  H  G  S  D
C  Z  N  A  A  O  A  N  K  J  L  W  D  X  M  N  R  Y  K  H  F  M  B  N
K  U  Z  Q  J  Y  A  Y  O  F  N  F  P  X  P  W  D  E  C  F  J  H  K  W
```

Insulin Detemir	Memantine	Imatinib Mesylate	Valsartan
Emitricitabine	Ezetimibe	Lisdexamfetamine	Ranibizumab
Trastuzumab	Celecoxib		

THE TOP 100 MEDICATIONS VII

```
T  K  W  B  U  A  K  R  E  H  U  P  X  M  T  V  H
R  B  Y  K  J  F  O  H  M  A  D  Q  I  N  D  S  J
O  A  R  T  U  R  U  T  O  A  Q  I  L  N  V  U  Q
C  Q  S  T  O  M  A  F  L  N  J  E  A  P  U  P  T
I  X  J  G  A  A  N  U  M  E  I  T  K  B  H  D  E
B  X  N  L  B  Q  T  L  Z  N  R  K  I  S  G  J  C
M  C  O  M  W  P  P  M  P  M  Z  A  P  P  Z  D  F
Y  G  T  L  K  J  N  A  I  M  P  T  X  B  V  S  I
S  K  T  P  J  T  R  O  T  L  T  I  N  M  E  N  D
G  E  H  J  N  G  F  M  V  Z  A  B  E  R  H  S  E
X  N  L  X  A  Z  L  F  R  O  Z  L  O  X  I  L  R
T  I  G  I  J  R  M  D  L  D  L  Q  Y  Z  O  R  A
A  N  V  Z  A  L  U  O  E  V  U  O  L  R  W  U  U
O  I  D  L  A  V  O  S  U  E  P  A  G  F  F  H  K
J  P  G  M  O  I  S  Z  L  T  A  G  N  O  C  B  M
E  O  N  M  O  F  Y  X  A  E  N  O  X  O  B  U  S
Z  W  H  F  I  K  R  B  A  K  S  T  O  A  U  T  S
```

Alimta	Humalog	NovoLog	Seroquel XR
Sovaldi	Suboxone	Symbicort	Tecfidera
Viagra	Xarelto		

THE TOP 100 MEDICATIONS VIII

```
Q L W F Z P H B B F F C L C E J R R O M S J V Q
J P C W P R Q A Z V E E C D M N O Y T U U P F U
I Z X H M R U E P F V M I A I U L M Y W J P W E
N A X Q E K J N Y X I N V Y D E H Q T R T A G T
S E E D D N O D M P O E C J U J U T N P M O L I
U H E I B Q I G U S F V P M M M P E T V L P C A
L T T Q N G B X E V J S O R Z V G B B D I C B P
I K A M S S A D O K G K C M E W P U E R F L E I
N E R X O U U T F L H R L P P F A K Q F N T K N
A R A P F B J L B V A Z W R H M H O T V A F M E
S V M V O P L U I M C N R T D B N L H R B J Q F
P B U S S E K G Q N S C H O E C J A T W A U S U
A K F M B M B W J K L O B T R B D I W K X R M M
R U L X U E V S M M C I P F A I C H A Q O V M A
T J Y J V T L K W U K M S L W L V V M E R F F R
I T H Q I R R P B C R C G P I A K A T Q A V F A
N K T I R E M B Y N G F X F R O A P O R V L F T
J J E R T X O H R U F G A Q Z O L Z Z K I U Q E
E W M H H E K M Z H E N I Z T S R G K M R M O E
C L I G F D N C S C E Y D J G R D A J B M Y I R
T J D F E X K U L D X G T N P E I R W E U A R K
I T I P P F W G L F O F U B J M Y S Q N U P G Q
O A W J Z R V I M P H E B C V Y J B U U S W U A
N G G W J D S B R M G U D G C Q E C O R Y W W Y
```

Pemetrexed   RIvaroxaban Film   Naloxine HCL   Sofosbuvir
Budesonide   Sildenafil Citrate   Quetiapine Fumarate ER   Insulin Lispro
Dimethyl Fumarate   Insulin Aspart Injection

THE TOP 100 MEDICATIONS IX

```
P  Z  N  G  T  N  I  G  G  P  I  E  X  Q  C  Z  E  R  Y  J  F  M  X  J
Y  H  O  I  F  A  M  L  I  U  N  T  A  L  K  L  T  D  S  M  D  J  F  Q
O  O  A  U  G  M  H  M  F  S  Q  I  S  Y  O  S  S  E  R  T  N  E  S  I
R  Z  Z  Z  C  G  I  X  C  Z  I  R  T  S  N  W  S  G  U  M  V  E  J  I
C  B  E  A  U  F  O  H  B  N  G  C  H  T  H  E  P  T  M  A  Z  T  A  A
H  C  Y  P  R  E  Z  I  S  T  A  O  J  O  A  I  L  P  Z  J  E  A  S  H
D  D  C  E  G  I  A  O  L  F  G  R  A  G  E  S  D  I  N  N  P  N  N  B
V  Z  G  J  Y  M  G  E  O  N  F  P  B  L  W  Y  B  S  G  I  D  O  I  H
B  B  S  A  B  O  N  Z  C  F  T  R  I  N  L  E  A  B  F  C  G  I  I  R
T  G  U  V  H  T  X  E  L  T  A  X  D  G  L  N  Y  C  J  G  M  P  G  B
S  G  B  O  I  Y  N  P  S  V  P  C  M  L  H  X  R  H  S  I  U  O  H  N
R  Q  I  S  E  C  K  R  O  B  X  S  H  M  I  A  S  O  L  D  M  R  M  Y
A  U  D  G  H  D  T  N  A  P  Z  S  I  R  F  I  Z  H  R  B  K  P  O  F
F  N  D  F  O  Y  E  O  G  Z  I  V  C  Q  L  I  C  P  J  O  Z  E  I  I
O  Z  P  P  O  X  J  W  Z  P  V  T  K  A  S  N  B  A  Q  I  L  N  M  S
N  J  N  Y  E  Y  O  S  R  A  T  S  I  Z  H  Z  P  W  Y  M  K  O  V  H
S  E  S  A  T  B  T  K  J  M  T  C  I  Y  G  T  C  B  D  G  G  S  B  R
I  A  P  R  S  E  N  Z  Z  L  T  Q  G  E  U  H  S  B  N  L  S  A  I  E
W  T  Y  M  L  O  W  N  T  L  R  G  V  P  X  U  Z  A  J  D  C  C  I  C
F  Y  P  A  A  M  N  P  C  E  S  Q  V  D  M  K  Y  X  T  H  K  U  G  I
T  A  R  U  N  K  N  E  C  B  O  L  L  Q  D  V  Q  T  O  M  Z  L  K  Z
B  A  K  T  Q  R  N  D  X  C  E  K  T  C  D  D  O  Y  B  C  W  F  B  V
P  I  D  I  R  A  G  C  V  N  Q  Q  I  D  S  B  R  N  O  A  W  J  T  X
V  F  O  Q  R  Q  G  M  Q  Q  S  E  U  E  L  G  U  I  O  I  V  U  H  Y
```

Avonex	Cialis	Flucasone Propionate	Gilenya
Isentress	Nasonex	Prezista	Procrit
Stelara	Victoza		

THE TOP 100 MEDICATIONS X

```
A  O  F  K  R  A  M  O  M  E  T  A  S  O  N  E  F  U  R  O  A  T  E  S
F  S  1  S  F  F  E  D  S  C  C  1  D  K  S  E  P  R  A  B  E  B  P  M
K  L  A  C  T  R  O  P  C  V  K  R  R  P  1  T  F  U  B  P  K  F  O  U
D  D  U  R  C  L  D  G  O  A  I  1  1  G  C  1  T  C  A  1  M  R  R  O
K  E  U  T  C  P  R  D  G  E  I  S  L  R  E  C  R  U  L  S  R  P  D  N
P  O  G  F  I  I  T  D  A  T  C  G  V  G  G  C  S  E  B  A  A  N  B
V  P  L  T  A  C  D  E  R  P  D  I  N  T  K  A  M  F  V  L  D  T  D  U
U  A  D  L  E  1  A  I  F  F  P  N  N  A  R  V  I  1  N  R  I  L  K  L
D  U  S  1  O  D  V  S  D  D  S  R  P  A  V  I  E  I  B  O  R  T  G  U
O  C  A  C  E  A  T  B  O  T  K  P  K  D  L  V  N  T  P  I  C  G  K  P
T  S  M  F  N  T  A  U  O  N  G  U  B  O  I  F  E  L  V  K  N  T  G  N
M  G  S  U  L  C  D  B  N  V  E  U  F  M  C  C  A  A  D  I  S  D  K  T
C  O  R  S  C  1  A  L  O  C  L  P  M  E  R  B  R  V  L  D  O  T  E  R
V  A  G  F  S  D  L  T  O  G  K  S  R  M  D  G  I  D  A  M  N  K  F  E
D  T  C  M  A  I  A  T  M  G  K  G  F  O  E  I  A  A  I  C  F  P  N  E
E  A  S  R  A  B  F  L  A  P  N  A  G  T  P  F  T  L  K  T  D  N  A  N
E  A  1  C  T  G  I  L  V  T  R  N  L  N  G  I  O  U  C  1  N  A  D  M
E  M  B  P  C  V  L  O  L  B  N  A  C  D  L  G  O  1  L  L  T  C  C  A
1  F  E  G  T  C  D  A  I  B  R  O  O  R  N  R  P  N  C  G  P  D  P  D
V  E  V  G  N  E  U  B  T  P  C  C  L  I  B  1  O  C  A  P  A  O  O  F
I  B  U  S  E  F  D  N  D  I  K  D  F  C  E  N  P  U  B  T  U  R  F  N
V  M  S  K  F  V  F  F  K  B  A  M  U  N  I  K  E  T  S  U  E  L  I  M
C  E  F  A  K  L  C  C  F  T  1  1  I  E  V  U  T  K  M  T  R  C  V  L
R  E  L  K  G  B  1  A  T  E  B  N  O  R  E  F  R  E  T  N  I  B  O  R
```

Darunavir	Epoetin Alfa	Fingolimod	Fluticasone Propionate
Interferon beta 1b	Liraglutide	Mometasone Furoate	Raltegravir
Tadalafil	Ustekinumab		

THE TOP 100 MEDICATIONS XI

```
V  O  Z  Z  T  J  A  F  R  D  Y  L  X  I  Q  G  W
L  S  M  A  V  D  O  T  R  E  N  V  E  L  A  M  I
B  C  T  M  M  F  N  N  S  S  U  M  G  B  U  M  M
S  P  V  Z  N  F  K  Z  O  E  T  V  S  Q  F  R  N
K  Y  M  F  O  Y  O  G  H  T  N  Q  I  I  U  E  O
R  Y  N  G  O  L  A  M  U  H  A  U  X  I  G  G  C
A  R  Z  T  A  E  W  E  R  F  L  U  L  O  W  I  A
Y  H  S  R  H  Y  P  W  B  R  I  L  P  P  U  S  Y
A  P  E  N  B  Y  B  U  Z  T  X  U  Q  H  O  C  E
T  E  D  I  G  Z  R  O  L  S  E  T  J  M  M  D  C
A  C  T  S  F  J  B  O  Q  N  D  P  A  V  F  F  V
Z  H  Y  M  E  T  H  J  I  H  S  C  N  W  R  O  I
A  I  C  N  E  R  O  Z  R  D  P  N  U  X  A  S  I
N  J  V  E  S  I  C  A  R  E  V  K  M  T  H  G  W
D  C  G  N  Q  U  X  S  E  K  P  O  E  B  U  C  M
L  O  C  M  A  T  C  N  S  A  E  C  T  P  N  L  P
B  C  M  P  T  W  K  C  D  M  N  J  F  U  N  M  Z
```

Synthyroid   Rayataz   Neupogen   Humalog
Janumet   Lunesta   Vesicare   Dexilant
Orencia   Renvela

THE TOP 100 MEDICATIONS IX

```
P Z N G T N I G G P I E X Q C Z E R Y J F M X J
Y H O I F A M L I U N T A L K L T D S M D J F Q
O O A U G M H M F S Q I S Y O S S E R T N E S I
R Z Z Z C G I X C Z I R T S N W S G U M V E J I
C B E A U F O H B N G C H T H E P T M A Z T A A
H C Y P R E Z I S T A O J O A I L P Z J E A S H
D D C E G I A O L F G R A G E S D I N N P N N B
V Z G J Y M G E O N F P B L W Y B S G I D O I H
B B S A B O N Z C F T R I N L E A B F C G I I R
T G U V H T X E L T A X D G L N Y C J G M P G B
S G B O I Y N P S V P C M L H X R H S I U O H N
R Q I S E C K R O B X S H M I A S O L D M R M Y
A U D G H D T N A P Z S I R F I Z H R B K P O F
F N D F O Y E O G Z I V C Q L I C P J O Z E I I
O Z P P O X J W Z P V T K A S N B A Q I L N M S
N J N Y E Y O S R A T S I Z H Z P W Y M K O V H
S E S A T B T K J M T C I Y G T C B D G G S B R
I A P R S E N Z Z L T Q G E U H S B N L S A I E
W T Y M L O W N T L R G V P X U Z A J D C C I C
F Y P A A M N P C E S Q V D M K Y X T H K U G I
T A R U N K N E C B O L L Q D V Q T O M Z L K Z
B A K T Q R N D X C E K T C D D O Y B C W F B V
P I D I R A G C V N Q Q I D S B R N O A W J T X
V F O Q R Q G M Q Q S E U E L G U I O I V U H Y
```

Avonex	Cialis	Flucasone Propionate	Gilenya
Isentress	Nasonex	Prezista	Procrit
Stelara	Victoza		

THE TOP 100 MEDICATIONS X

```
A  O  F  K  R  A  M  O  M  E  T  A  S  O  N  E  F  U  R  O  A  T  E  S
F  S  1  S  F  F  E  D  S  C  C  1  D  K  S  E  P  R  A  B  E  B  P  M
K  L  A  C  T  R  O  P  C  V  K  R  R  P  1  T  F  U  B  P  K  F  O  U
D  D  U  R  C  L  D  G  O  A  I  1  1  G  C  1  T  C  A  1  M  R  R  O
K  E  U  T  C  P  R  D  G  E  I  S  L  R  E  C  R  U  L  S  R  P  D  N
P  O  G  F  I  I  T  D  A  T  T  C  G  V  G  G  C  S  E  B  A  A  N  B
V  P  L  T  A  C  D  E  R  P  D  I  N  T  K  A  M  F  V  L  D  T  D  U
U  A  D  L  E  1  A  I  F  F  P  N  N  A  R  V  I  1  N  R  I  L  K  L
D  U  S  1  O  D  V  S  D  D  S  R  P  A  V  I  E  I  B  O  R  T  G  U
O  C  A  C  E  A  T  B  O  T  K  P  K  D  L  V  N  T  P  I  C  G  K  P
T  S  M  F  N  T  A  U  O  N  G  U  B  O  I  F  E  L  V  K  N  T  G  N
M  G  S  U  L  C  D  B  N  V  E  U  F  M  C  C  A  A  D  I  S  D  K  T
C  O  R  S  C  1  A  L  O  C  L  P  M  E  R  B  R  V  L  D  O  T  E  R
V  A  G  F  S  D  L  T  O  G  K  S  R  M  D  G  I  D  A  M  N  K  F  E
D  T  C  M  A  I  A  T  M  G  K  G  F  O  E  I  A  A  I  C  F  P  N  E
E  A  S  R  A  B  F  L  A  P  N  A  G  T  P  F  T  L  K  T  D  N  A  N
E  A  1  C  T  G  I  L  V  T  R  N  L  N  G  I  O  U  C  1  N  A  D  M
E  M  B  P  C  V  L  O  L  B  N  A  C  D  L  G  O  1  L  L  T  C  C  A
1  F  E  G  T  C  D  A  I  B  R  O  O  R  N  R  P  N  C  G  P  D  P  D
V  E  V  G  N  E  U  B  T  P  C  C  L  I  B  1  O  C  A  P  A  O  O  F
I  B  U  S  E  F  D  N  D  I  K  D  F  C  E  N  P  U  B  T  U  R  F  N
V  M  S  K  F  V  F  F  K  B  A  M  U  N  I  K  E  T  S  U  E  L  I  M
C  E  F  A  K  L  C  C  F  T  1  1  I  E  V  U  T  K  M  T  R  C  V  L
R  E  L  K  G  B  1  A  T  E  B  N  O  R  E  F  R  E  T  N  I  B  O  R
```

Darunavir	Epoetin Alfa	Fingolimod	Fluticasone Propionate
Interferon beta 1b	Liraglutide	Mometasone Furoate	Raltegravir
Tadalafil	Ustekinumab		

THE TOP 100 MEDICATIONS XI

```
V  O  Z  Z  T  J  A  F  R  D  Y  L  X  I  Q  G  W
L  S  M  A  V  D  O  T  R  E  N  V  E  L  A  M  I
B  C  T  M  M  F  N  N  S  S  U  M  G  B  U  M  M
S  P  V  Z  N  F  K  Z  O  E  T  V  S  Q  F  R  N
K  Y  M  F  O  Y  O  G  H  T  N  Q  I  I  U  E  O
R  Y  N  G  O  L  A  M  U  H  A  U  X  I  G  G  C
A  R  Z  T  A  E  W  E  R  F  L  U  L  O  W  I  A
Y  H  S  R  H  Y  P  W  B  R  I  L  P  P  U  S  Y
A  P  E  N  B  Y  B  U  Z  T  X  U  Q  H  O  C  E
T  E  D  I  G  Z  R  O  L  S  E  T  J  M  M  D  C
A  C  T  S  F  J  B  O  Q  N  D  P  A  V  F  F  V
Z  H  Y  M  E  T  H  J  I  H  S  C  N  W  R  O  I
A  I  C  N  E  R  O  Z  R  D  P  N  U  X  A  S  I
N  J  V  E  S  I  C  A  R  E  V  K  M  T  H  G  W
D  C  G  N  Q  U  X  S  E  K  P  O  E  B  U  C  M
L  O  C  M  A  T  C  N  S  A  E  C  T  P  N  L  P
B  C  M  P  T  W  K  C  D  M  N  J  F  U  N  M  Z
```

Synthyroid	Rayataz	Neupogen	Humalog
Janumet	Lunesta	Vesicare	Dexilant
Orencia	Renvela		

THE TOP 100 MEDICATIONS XII

```
F  X  H  U  M  W  M  C  G  G  P  T  K  K  P  O  Z  Z  W  A  V  F  R  X
L  R  A  T  A  Z  A  N  A  V  I  R  S  U  L  F  A  T  E  G  J  U  Z  B
X  E  H  X  R  V  Q  S  G  R  Q  B  H  W  X  D  D  C  Q  L  M  D  H  K
A  Q  V  W  Q  E  N  O  R  P  M  S  B  C  F  E  L  L  W  N  Y  U  X  K
H  X  R  O  Z  H  T  E  Z  E  X  R  F  P  X  Q  P  C  I  Z  I  F  D  Y
G  K  E  T  Z  R  W  C  J  S  Z  S  L  E  P  U  H  U  L  Z  I  U  F
F  R  K  G  G  H  I  B  S  L  J  Z  A  V  J  B  P  K  N  V  N  X  Y  B
I  I  T  U  H  B  Y  X  V  V  B  N  O  V  V  N  H  F  U  O  P  A  C  O
X  P  B  Z  L  G  V  R  H  N  S  Q  B  P  Q  N  I  S  C  H  V  V  V  F
J  O  P  Y  J  D  Y  X  O  O  V  N  D  Q  I  L  Q  L  J  F  S  P  Y  T
M  T  D  B  C  M  Z  I  P  X  H  O  X  J  G  C  N  N  B  A  K  W  A  I
T  O  N  G  H  B  L  R  O  S  I  Y  J  R  Y  F  L  C  B  B  X  S  F  Y
V  D  F  Y  U  F  A  J  E  D  P  N  A  G  Q  B  Z  O  K  N  K  T  V  Q
C  N  H  D  E  Z  H  V  B  O  O  S  E  W  Y  U  V  D  N  T  J  P  K  V
H  T  I  I  O  I  E  G  Q  J  T  C  I  S  J  O  K  L  W  E  W  X  M  H
W  U  L  E  L  D  K  S  I  A  S  P  N  O  K  U  X  V  V  A  D  X  O
Z  P  E  R  A  U  G  P  M  H  D  N  D  O  I  D  C  B  L  B  K  D  Q  S
M  A  Y  M  T  P  E  C  A  T  A  B  A  W  H  F  I  P  C  T  E  J  I  L
T  S  E  I  N  S  U  L  I  N  L  I  S  P  R  O  X  U  Q  K  T  M  N  D
P  R  S  N  G  C  F  P  Z  X  S  Z  Z  E  U  Z  Z  I  M  G  E  M  B  H
Y  E  T  A  N  I  C  C  U  S  N  I  C  A  N  E  F  I  L  O  S  T  V  X
K  E  E  V  K  N  C  D  S  I  D  Q  N  C  B  G  N  Q  A  G  B  K  W  Z
S  I  T  A  G  L  I  P  T  I  N  M  E  T  F  O  R  M  I  N  H  C  L  W
R  F  X  P  T  B  N  W  Y  J  T  L  A  O  S  U  I  A  I  H  X  W  V  J
```

Abatacept	Atazanavir Sulfate	Dexlansoprazole	Eszopiclone
Filgrastim	Insulin Lispro	Levothyroxine Sodium	Sevelamer
Sitagliptin Metformin HCL	Solifenacin Succinate		

THE TOP 100 MEDICATIONS XIII

```
P R T O N C C T 3 T X B A M U S O N E D B C E L
F A E I M G S F S F S D C L X I C 3 T A E 1 I D
S D M E B U A 3 D A G B B R F E 1 U S I 3 1 T A
Z M L A T F L E T Z U T G M S L B U E O S N E B
3 1 T I B A 3 N Z X X T S U A M R O M B G I F I
A R 3 S M G T P D O Z R P C E 1 R M C E N C T G
1 B R D 1 O L I I 1 X U C 1 X B 3 A B P I O R A
D M I O 3 I X D M M S O N D S T P B D N L 1 S T
T E 1 R 1 I U O N L C P I D O P 3 U A M B S L R
Z I C F A B L G D O A X P F T 1 R C 1 R O F 3 A
B S E O X T P O M E M P E C L N A X F D X A Z N
M R T F D G E U 3 T M N E M T L O O 3 N 1 Z E E
3 1 X U M D E R D D Z N E N C X B P R I F 3 O T
Z G P D Z N E E O C D N A E O 3 G X O N 1 3 M E
E E I R P T M A N N B R T T E D F D B L G O P X
O M A L I Z U M A B E O R I R P I L D M N F O I
F T A F 1 R M E C M S A B R L A B R E A O R X L
E 3 C 3 O M Z E M 3 M R C U R O S 1 E X R B D A
3 A 1 A T E B N O R E F R E T N I E U P N U E T
1 N 1 C I I G G I O F L P T T C P L M S I R G E
P N T P O P B P R F E D Z N B A 3 C D L T L F B
I A P P T B 3 Z G N D Z L O F U T F N L O D A D
A O T R S A A O 3 U A S D P I S L E O M D D B P
E B I M I T E Z E B G Z C A E O L P B 3 A X B C
```

Abiraterone Acetate	Cinacalcet	Dabigatran Etexilate	Denosumab
Ezetimibe	Interferon beta 1a	Olmesartan Medoxomil	Omalizumab
Paliperidone Palmitate ER	Pneumococcal 13		

THE TOP 100 MEDICATIONS XIV

```
I   L   Z   G   X   U   3   R   Y   U   X   G   1   L   O   P   P
X   B   R   B   T   O   V   C   S   U   3   S   B   L   L   L   E
U   A   R   T   X   Z   L   1   V   R   P   R   A   D   E   X   A
Z   I   S   C   O   E   L   A   A   R   A   V   1   B   O   X   G
Y   Y   N   C   D   N   N   C   I   N   A   R   B   X   R   E   D
T   B   I   V   U   O   I   O   S   R   N   P   I   G   X   S   B
I   I   G   L   E   N   3   R   V   X   I   T   I   N   C   3   Y
G   A   B   C   E   G   U   R   G   A   R   1   U   S   1   N   X
A   1   P   B   C   A   A   G   B   X   O   C   1   R   N   T   V
Z   G   1   V   T   P   C   S   G   1   T   T   A   I   Z   E   N
I   Y   C   A   T   V   L   E   U   1   Y   N   S   G   U   D   S
O   A   T   E   T   L   V   R   R   S   V   N   I   B   O   G   D
T   3   C   A   O   A   E   B   C   E   T   S   D   U   I   A   B
Z   3   C   G   I   A   R   D   R   R   U   E   3   I   T   N   V
I   I   U   A   N   O   O   P   T   G   N   X   N   V   X   L   T
I   E   S   E   A   S   E   I   D   I   Y   L   I   N   I   U   U
P   V   R   V   1   Z   P   A   Y   L   I   L   G   P   A   N   O
```

Sensipar	Vytorin	Avonex	Xolair
Benicar	Pradexa	Prevnar 13	Xgeva
Invega Sustenna	Zytiga		

THE TOP 100 MEDICATIONS XV

```
Q  A  T  S  I  V  E  H  C  C  U  O  A  S  B  A  B
K  N  B  A  F  H  N  I  L  O  T  N  E  V  U  V  A
F  G  J  E  T  P  N  Q  K  Y  X  O  S  R  F  U  A
D  O  P  J  T  O  S  T  G  E  R  X  G  I  E  C  T
R  U  V  F  P  A  W  T  L  G  N  I  A  C  O  P  Q
S  C  C  V  P  W  S  O  R  U  X  C  N  M  A  A  T
X  Q  V  B  D  S  D  E  Z  I  Y  R  B  S  X  F  I
M  Q  L  A  J  A  E  V  R  Y  B  I  S  F  E  I  Y
I  J  C  W  W  U  K  N  H  O  V  I  J  A  H  N  S
C  I  L  O  T  S  Y  B  A  E  N  K  L  L  U  I  J
V  F  M  J  I  N  M  U  N  R  H  C  E  D  G  T  P
U  V  Z  O  I  F  V  T  K  E  A  Z  E  A  A  O  N
K  A  J  D  A  U  Q  G  C  W  A  N  N  E  K  R  R
P  A  U  W  W  I  E  P  F  T  O  Y  G  B  N  P  T
R  F  J  L  C  P  W  T  J  J  S  P  P  B  O  T  Z
Y  Q  X  L  F  D  F  C  L  S  K  L  G  X  F  O  N
N  V  R  M  U  F  P  F  Q  B  C  Y  O  W  Y  D  W
```

Afinitor	Aranesp	Betaseron	Bystolic
Combivent	Evista	Stribild	Synagis
Ventolin HFA	Xeloda		

THE TOP 100 MEDICATIONS XVI

```
G  B  A  A  U  T  S  N  T  S  V  I  C  R  T  T  U  G  I  B  O  B  A  R
Y  H  X  R  L  R  Y  H  G  B  Y  H  G  L  P  E  W  N  D  Q  Z  F  Y  Q
B  H  Y  D  T  B  Z  M  X  X  Y  W  Y  K  N  O  M  R  D  G  X  I  X  Y
N  X  Y  S  V  G  U  G  F  E  X  T  D  I  S  K  B  I  O  F  Q  N  W  J
E  F  P  D  G  Y  L  T  N  Z  G  H  B  K  Y  Q  W  G  F  E  W  J  C  Z
B  N  E  F  F  V  Z  E  E  H  J  A  D  W  T  T  W  L  Q  A  I  I  Y  S
I  I  G  L  A  C  F  E  B  R  T  N  W  D  A  R  B  E  P  O  E  T  I  N
V  Z  P  G  H  I  K  M  W  I  O  B  X  D  A  H  J  I  B  U  U  W  D  D
O  L  Z  R  X  G  W  D  C  K  A  L  E  G  P  A  F  S  M  D  N  O  M  O
L  P  Z  O  A  N  T  E  P  M  J  B  S  U  W  C  L  Z  T  D  Z  Y  Z  C
O  E  L  J  R  T  P  C  U  J  K  X  X  U  R  D  M  D  A  P  X  Y  R  N
L  A  E  P  G  A  R  Z  C  N  S  P  B  M  L  Z  L  Z  S  Z  S  I  W  Z
R  O  R  E  C  D  I  O  V  F  C  U  I  U  U  F  T  E  H  C  F  Z  W  C
B  H  V  K  N  V  A  O  P  B  B  J  M  W  M  P  A  T  Z  I  C  S  G  A
H  Y  V  Y  I  L  U  C  T  I  J  W  F  I  H  H  N  T  M  F  E  U  C  E
U  P  L  L  T  C  Z  C  C  K  U  H  F  H  L  G  R  Y  E  X  N  Y  D  B
X  U  A  L  E  Q  C  X  Q  P  O  M  T  X  O  O  E  O  X  N  I  X  F  J
R  P  J  C  I  J  G  L  T  M  P  Z  B  S  T  U  R  F  G  V  U  R  C  H
K  G  Z  B  D  L  R  C  I  D  L  Z  F  R  J  W  Q  E  A  C  I  V  N  G
Y  Q  P  J  R  T  B  J  J  X  N  G  Y  N  O  T  S  F  V  X  C  D  J  U
W  E  L  V  I  T  E  G  R  A  V  I  T  G  P  M  X  O  U  E  S  T  P  Z
H  E  V  K  R  A  I  I  R  D  P  Z  G  N  W  H  I  D  F  Y  L  I  R  I
J  L  M  K  Q  N  A  W  L  O  J  Q  F  F  G  J  O  D  K  J  L  V  K  B
L  W  N  V  P  C  Y  J  B  T  U  T  O  P  E  Q  U  R  E  B  J  L  A  J
```

Albuterol Sulfate	Capecitabine	Darbepoetin	Elvitegravit
Everolimus	Ipratropium Bromide	Nebivolol	Palivizumab
Raloxifene			

THE TOP 100 MEDICATIONS XVII

```
X E L T V E C L Q E K Z I A T E L X F X X P A O
D L J K M F H X H C N R L D Z L R K I K Y Q W L
X E C C J Q X X P F I T U N X X J A U O I O K
A Z X W G O T J B D I L B T E A I E K A A E L R
I M V M B G F E I D W R J A A H B T O P E B M F
O K T T E B E P S A L D J R T A I V D N N X E E
E C K A D T E R D B O M N B L I K S I Q V G S C
E W T D N K H N H G Y L R J N N C C H U A P A R
Z A K R U M L Y Q Y A B R S P Z C I J R N E R A
Q L V O E T H E L P B D C A V A E M R A S N T W
S I N X T O U K O P G T R F V K F E P T Z F A S
S N C T B Y T B G S H X J T U E N R S Z I D N H
N E E D U U A I G H T E N X X H C N M Y V M M I
Q Z T J A I A O D K B A N M G B Z N E Z K F E J
D O U D A Z V V K E N L P I R M X I X E I N D R
S L X O L D Q H O I A Z R F D W R M D K J L O N
W I I F O D M Z B A N C Y N A A J P X V O W X E
M D M U I A X M R E E K E M E J T S J V H D O B
F A A K M A O D C E D W K T V V S E A A P I M K
V N B D C C O K E F Z H H A A O D H G D W I C
J X I U E S S G O Z B M D H H T Q F R C I Q L L
K M C R W Z M C E X C M X P X K E J D M L U M G
Q T W L S T B T A X J S U X W C C R M Z O K J T
E F F E P E H X J R E U C X L Z A Q T V W G J L
```

Cetuximab   Dexmethylphenidate HCL   Emitricitabine   Linezolid

Octreotide Acetate   Olmesartan Medoxomil   Recombinant Vaccine

THE TOP 100 MEDICATIONS XVIII

```
X  A  V  B  M  H  N  V  T  L  A  K  L  H  X  L  O
H  M  I  Q  C  X  Z  K  P  Q  Z  L  N  J  W  S  U
L  S  D  E  X  S  V  Z  F  Y  I  C  V  J  P  D  O
Z  P  Z  K  G  Z  A  H  V  U  O  T  X  U  S  K  X
V  B  C  U  A  P  L  O  U  M  Q  X  S  A  X  S  E
I  Z  S  X  C  A  S  S  P  U  S  N  N  I  D  U  V
F  T  B  V  Q  N  F  L  P  Y  O  D  K  S  R  G  A
Q  B  X  E  R  H  E  K  K  A  O  A  U  F  A  P  T
Y  V  H  U  N  R  G  M  P  S  A  D  Z  R  W  R  S
G  B  O  X  A  I  Z  Z  T  R  V  C  D  S  V  X  O
C  U  A  T  Y  K  C  A  P  Z  N  A  S  C  N  A  Z
P  E  S  L  G  W  T  A  G  T  S  R  K  L  S  L  M
B  P  I  O  V  I  C  T  R  I  P  Q  E  L  V  J  Z
V  A  I  Q  N  J  E  O  L  H  E  R  B  I  T  U  X
B  N  G  L  W  X  H  A  E  F  C  W  V  F  C  H  D
G  U  A  B  D  I  K  Q  O  H  H  T  U  B  R  Z  U
X  R  Z  H  T  X  X  W  W  H  F  X  L  U  J  W  L
```

Benicar HCT   Complera   Erbitux   Gardasil
    Pristiq   Sandostatin LAR   Zostavex   Zyvos

THE TOP 100 MEDICATIONS XIX

```
R  A  A  I  J  V  W  Q  J  D  O  I  K  Y  W  Q  J
G  I  S  T  R  A  T  T  E  R  A  J  O  A  X  Q  S
C  W  Y  N  P  L  T  O  G  C  E  E  U  G  Y  J  Z
P  B  V  M  A  W  P  Q  V  D  Q  R  R  P  V  C  Z
M  X  Y  T  V  F  T  Z  A  U  I  U  X  I  N  D  K
S  U  U  A  W  E  L  C  H  O  L  F  R  I  V  J  C
Q  D  A  V  Z  Q  L  T  M  I  P  D  C  Z  V  N  Z
A  R  V  E  B  E  Y  L  H  H  U  I  X  G  H  P  S
A  E  T  C  V  J  H  W  B  C  B  H  R  T  N  Z  T
V  V  N  R  N  H  U  U  T  U  P  R  W  X  A  R  B
R  F  I  A  S  P  R  Y  C  E  R  R  Y  H  E  N  J
H  B  L  T  G  E  P  D  K  Q  A  U  I  A  N  L  R
K  F  B  N  U  V  A  R  I  N  G  T  N  S  W  G  X
I  X  Q  W  N  U  S  O  W  L  Z  D  R  A  T  E  N
Q  M  Q  S  Q  S  K  Y  E  V  A  U  Z  G  T  I  X
K  V  P  L  L  Z  Q  L  J  K  C  U  N  E  K  F  Q
L  A  Q  N  C  U  R  D  C  E  U  V  B  B  H  F  A
```

Sprycer   Welchol   Viread   Latuda

Pristiq   Nuvaring   Velcade   Strattera

Cubicin   Tarceva   Treanda

THE TOP 100 MEDICATIONS XX

```
T E N O F O V I R D I S O P R O X I L T D F F B
K C S H B W E N H J M U E L A Z Z T E Q E Q N R
D H N V I D D D A P T O M Y C I N R X W Q P N Q
A S X M I I M E Q U L G P I S L N B E G F A A
P C O L E S E V E L A M H C L O G H I B G F T L
N K Y I W C D M N D V W R K T X Y B W U L O Y G
E N J T H J Z L L Q G I T J U Z E B W R M F F S
G L S R D K T F R C S R N A X L P C C O E Y E V
L B V Z D A V U E X D J E Z J Q A T X E D V U Z
C F M Z L Q S J N O B J T W C B P E N E J J T C
H B Y L B M W A I W C L W Y O X T J S Y N J S B
E E W J J S A U T L N K Q A A I T V L K E W N F
N P V S U X F S S I N E M E N C E U M F E S N Q
O O J E D O K Z U F N G T E B N R V L E P X B V
D I Y B P B B T M K J I H O L O I M E E O I B M
I C N N M J T C A T J C B A N V R K J M S A O Y
S T Y P R Y I V D V L M F B Q O T T G F U E A K
A Y I M N J V N N C O A A Q A L G A E P O T J T
R W U K T X A E E D X A J O N N Y E J Z Q A W O
U F F A S K J K B I B G P Y V B Z K S N O Q W M
L Y I M U K S W N O I O G N D F K T M T E M R P
Y S N C S I X E W M P P M D L V P P X O R W I P
B L Y X N J E N Z S R W X I C V O B Y C H E O B
I C F I M R M J N M K S A I I H M B C J R U L S
```

Atomoxetine HCL   Bendamustine   Bortezomib   Colesevelam HCL

Daptomycin   Dasatinib   Desvenlafaxine ER   Erlotinib

Etonogestrel   Lurasidone HCL   Tenofovir Disoproxil TDF

Made in the USA
Lexington, KY
11 March 2019